Dᴿ OLIVIER CROS
DE L'UNIVERSITÉ DE PARIS

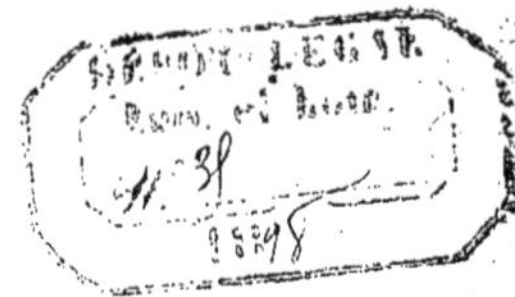

DE

L'ÉLECTROLYSE BIPOLAIRE

APPLIQUÉE AU TRAITEMENT

DES ANGIOMES ET DES NÆVI MATERNI

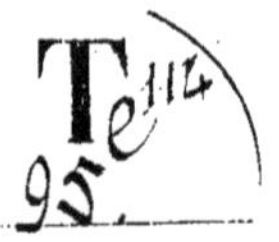

PARIS

Georges CARRÉ et C. NAUD, Éditeurs

1898

Dᴿ OLIVIER CROS
DE L'UNIVERSITÉ DE PARIS

DE

L'ÉLECTROLYSE BIPOLAIRE

APPLIQUÉE AU TRAITEMENT

DES ANGIOMES ET DES NÆVI MATERNI

PARIS

GEORGES CARRÉ ET C. NAUD, ÉDITEURS

1898

A MON PÈRE

A MA MÈRE

A MON AMI LE Dr P. CARAYON

MEIS ET AMICIS

A M. Le Dr G. APOSTOLI

A MES MAITRES

A MON PRÉSIDENT DE THÈSE

M. Le Professeur Paul BERGER

CHIRURGIEN DE L'HOPITAL DE LA PITIÉ
MEMBRE DE L'ACADÉMIE DE MÉDECINE
CHEVALIER DE LA LÉGION D'HONNEUR

AVANT-PROPOS

Parmi les malformations dont la peau peut être le siège, il n'en est pas de plus facilement reconnaissables que ces taches, de dimensions et de colorations variables, si fréquentes à la face, ordinairement étudiées sous le nom de *nævi materni*. Elles ne constituent pas seulement un défaut purement esthétique ; quelques-unes, volumineuses et très vasculaires, sont sujettes à des altérations parfois dangereuses. Suivant leur siège, elles peuvent apporter une gêne considérable à des fonctions physiologiques ou bien empêcher le développement de parties voisines ; certaines d'entre elles ont une fâcheuse tendance à s'accroître. Toutes enfin sont susceptibles de dégénérer en tumeurs malignes.

Aussi depuis déjà longtemps, s'est-on efforcé de les faire disparaître.

Parmi les méthodes de traitement appliquées aux nævi materni et aux angiomes, la méthode électrolytique s'est imposée à un grand nombre de praticiens comme étant efficace, peu douloureuse et sans danger. Sans doute, les procédés purement chirurgicaux, l'ablation par le bistouri, sont plus rapides et plus radicaux, mais ils demandent une main exercée et ne sont pas à la portée de tous

les médecins. Aussi l'électrolyse a-t-elle facilement conquis
la faveur des praticiens et des malades. — Mais il reste
encore à s'entendre sur quelques points relatifs à son application.

La plupart des électrothérapeutes emploient seulement
l'aiguille positive, accusant l'aiguille négative de produire
des méfaits. Très rares sont les praticiens utilisant l'action des deux pôles : parmi ces derniers nous citerons
MM. Bergonié et Apostoli.

Or, tant au point de vue théorique qu'au point de vue
pratique, la galvano-puncture bipolaire est supérieure à la
galvano-puncture monopolaire : c'est ce que nous allons
essayer de démontrer dans cette modeste étude.

Après quelques considérations historiques sur l'électrolyse appliquée au traitement des nævi materni et des
angiomes, nous nous efforcerons d'apporter en faveur de
l'emploi des deux aiguilles, des arguments théoriques ;
nous décrirons les appareils nécessaires à la galvano-
puncture bipolaire, ainsi que sa technique opératoire,
telle que nous l'avons vue pratiquer à plusieurs reprises.
Pour corroborer nos assertions, nous apporterons deux
observations puisées dans la pratique de M. le Dr Apostoli
et une troisième observation, due à M. le Pr Bergonié.
Sous forme de conclusions, nous résumerons les points
principaux de ce travail.

C'est à M. le Dr Apostoli que nous devons l'idée
d'écrire cette étude sur l'électrolyse bipolaire. C'est dans
sa clinique que nous avons pu suivre les deux malades

qui font le sujet de nos observations. Entre ses mains, nous avons pu apprécier les avantages de la galvano-puncture bipolaire. Au moment de terminer nos études, nous avons à cœur de remercier M. le Dr Apostoli de l'intérêt qu'il nous a constamment témoigné. En nous ouvrant les portes de sa clinique, il nous a permis de nous initier à la pratique de l'électrothérapie, cette partie de la médecine si captivante et si pleine de promesses. Qu'il nous permette de l'assurer ici de notre vive reconnaissance.

Auprès de M. le Pr Paul Berger, nous avons appris ce que nous savons de pathologie externe et de chirurgie. Ce maître éminent nous fait un grand honneur en acceptant la présidence de notre thèse. Nous lui adressons l'hommage de notre respectueuse gratitude.

Nous tenons à exprimer nos sentiments de reconnaissance à tous nos maîtres de la Faculté de médecine de Paris, desquels nous avons reçu un enseignement si précieux ; en particulier à MM. les Professeurs Pinard, Tillaux, Raymond et Dieulafoy.

I

C'est à Humphry Davy (1) que revient l'honneur d'avoir, au commencement de ce siècle, étudié et décrit la décomposition chimique des tissus par l'électricité, action à laquelle Faraday devait donner, en 1831, le nom scientifique d'*électrolyse*.

Pravaz et Alphonse Guérard (2) furent les premiers à appliquer l'action coagulante du courant électrique au traitement des anévrismes externes.

Clavel (3), en 1837, présente à la Faculté de médecine de Paris la première thèse sur l'électro-puncture.

Vers 1840, Crusell (4) de Saint-Pétersbourg, Pétrequin (5), Boinet (6) rapportent des observations d'anévrismes où le traitement électrolytique a donné de bons résultats. Baumgarten et Wurtemberg (7) l'appliquent à

---

(1) H. DAVY. De quelques effets chimiques de l'électricité, 1807, traduit par Berthollet, in *Annales de chim.*, t. LXIII, p. 172.

(2) PRAVAZ et Alphonse GUÉRARD, in *Gazette méd.*, 8 janvier 1830.

(3) CLAVEL. De l'électro-puncture. *Thèse*, Paris, 1er juillet 1837.

(4) CRUSELL. *Comptes rendus de l'Acad. des sciences*, 1839.

(5) PETREQUIN. *Comptes rendus de l'Acad. des sciences*, 1845.

(6) BOINET. Communication à la *Société de chir.*, 1851.

(7) BAUMGARTEN et WURTEMBERG. Application de l'électrolyse au traitement des varices, dans le service de Malgaigne à Saint-Louis, in *Gazette des hôp.*, 1852, p. 285.

la cure des varices, dans le service de Malgaigne. Broca(1), dans son livre *Des Anévrysmes* et plus tard, dans son si remarquable *Traité des tumeurs*, explique longuement ce qu'il entend par électrolyse.

En Italie, cette méthode est expérimentée par des praticiens éminents, Strambio, Guagliano, Tizzoni, Restelli, surtout par Ciniselli, de Crémone, qui lui consacre des travaux importants. En 1860, Ciniselli (2) fait à la Société de chirurgie de Paris une communication retentissante sur l'électrolyse et en 1862 (3) publie sur ce même sujet un intéressant mémoire. Dans cet ouvrage, il fixe un manuel opératoire qui porte encore son nom.

La méthode est utilisée par de nombreux praticiens. Nelaton (4) lui doit un succès, dans un cas particulièrement difficile. White Cooper (5), Althaus (6) l'emploient contre les nævi et en retirent le plus souvent d'heureux résultats. L'électrolyse est aussi utilisée par Monoyer Fraser, Anderson, Charlton-Bastian, Brown, Knott, John Duncan, Mallez, Desmarres, Tripier, Lefort, Ravacley, etc.

---

(1) Broca. Des anévrysmes et de leur traitement, 1856, chap. xiv, et Traité des tumeurs, 1866, t. I, p. 459.

(2) *Bulletin de la Société de Chirurgie de Paris.* 1860, t. I, p. 470.

(3) Ciniselli. Dell' azione chimica dell' elettrico sopra i tessuti viventi, e dell' applicazione alla terapeutica. Crémone, 1862.

(4) Nélaton. Note sur la destruction des tumeurs par la méthode électrolytique. *Comptes rendus de l'Acad. des sciences.*, 1864.

(5) White Cooper. Electric dispersion of tumours, in *Brit. med. Journ.*, 1867.

(6) Althaus. On the electrolyt. treatm. of. tumours and other surg. diseases. Londres, 1867.

Cependant, il faut le reconnaître, ce ne sont guère que des spécialistes qui l'emploient. Elle est abandonnée par la généralité des praticiens parce qu'elle paraît compliquée, que les appareils électriques sont imparfaits et d'un prix élevé, que les galvanomètres d'intensité sont peu fidèles et aussi parce que, le plus souvent appliquée d'une façon empirique et imprécise, elle ne donne pas toujours à tous ceux qui l'emploient les résultats sur lesquels ils comptaient. Somme toute, c'est au manque de connaissances exactes et au défaut d'une bonne instrumentation qu'est due la grande défaveur dans laquelle tombe l'électrolyse auprès des chirurgiens.

L'année 1877 semble avoir marqué le début d'une phase nouvelle, particulièrement brillante pour l'électrolyse. C'est à partir de cette date que paraissent les travaux de Monoyer et Gross (1), d'Onimus (2), de Dujardin-Beaumetz (3), de Duncan (4), de Teissier (5), de L. Robin (6) et que MM. Proust, Ball et Bernutz remettent en honneur le traitement électrolytique des anévrysmes.

C'est, pour l'électricité, l'ère de perfectionnements et de progrès immenses. L'antisepsie vient elle aussi apporter son aide féconde à l'électrolyse et permettre plus de har-

---

(1) Monoyer et Gross. *Mémoires de la Société de méd. de Nancy*, 1877.

(2) Onimus. *Société de biologie*, 20 oct. 1877.

(3) Dujardin-Beaumetz. *Bulletin de la Société de méd. des hôp.*, 13 juillet 1877.

(4) Duncan. Lectures on electrolysis. In *Brit. med. Journ.*, 1877.

(5) Teissier. Valeur thérapeutique des courants continus. *Thèse* d'agrég., 1878.

(6) L. Robin. *Thèse*, Paris, 1880.

diesse. Aussi, la méthode électrolytique entre, à juste titre et d'une façon définitive, dans la pratique médicale.

Drouin (1) en fait le sujet de sa thèse inaugurale, Borel (2) celui de sa thèse d'agrégation. De nombreuses publications vantent ses bons effets, apportent quelques observations probantes et règlent son manuel opératoire. Delore (3), Bories, de Montauban (4), Boudet de Pâris (5), Schwartz (6), Malecot (7), Redard (8), Seigneur (9), Larat (10) écrivent dans ce sens. M. le Pr Bergonié (11) et un

---

(1) DROUIN. Traitement des tumeurs érectiles par l'électrolyse. *Thèse*, Paris, 1878.

(2) BOREL. L'électrolyse. *Thèse*, d'agrég., 1885-86.

(3) DELORE. Du traitement des tumeurs érectiles par l'électrolyse. In *Gazette méd. de Paris*, 1884, n° 41.

(4) BORIES (de Montauban). Observation d'un angiome guéri par l'électrolyse. In *Revue de chir.*, 1888, p. 252, et *communication au Congrès ds chir.*, 1888.

(5) BOUDET DE PARIS. Technique de l'électrolyse médicale. *Congrès de chir.*, 1888, et *Revue d'hygiène thérap.*, 1890.

(6) SCHWARTZ. Traitement des tumeurs érectiles par l'électricité *Congrès de chirur.*, 1888, et *Revue de chir.*, 1888.

(7) MALECOT. Traitement des tumeurs érectiles par l'électrolyse. In *Pratique méd.*, 1888.

(8) REDARD. Traitement des tumeurs érectiles par l'électrolyse. *Congrès de Washington*, 1887, et *Congrès de chir.*, 1888.

(9) SEIGNEUR. Traitement des tumeurs érectiles par l'électrolyse. In *Gaz. méd. de Paris*, 1889, n° 37.

(10) LARAT. Electrolyse et ses applications. In *Bulletin méd.*, avril 1889 ; électrolyse dans la cure des tumeurs érectiles et des nævi materni. In *Revue d'hyg. thérap.*, décembre 1890.

(11) BERGONIÉ. Études d'électrothérapie théoriques et cliniques. Bordeaux, 1887 ; traitement par l'électrolyse des déviations et éperons de la cloison du nez, en collaboration avec M. le Dr Moure. In *Arch. clin. de Bordeaux*, février-avril 1889 ; de la méthode bipolaire dans l'électrolyse des angiomes. In *Comptes rendus de la 21° session de l'Assoc. franç. pour l'avancement des sciences*, tenu à Pau, 1892.

de ses élèves, le Dr Lafaye (1), s'attachent, dans des études expérimentales d'un haut intérêt, à surprendre l'action intime du courant sur les éléments cellulaires. La thèse de Heins (2) conclut à la supériorité de l'électrolyse sur tous les autres modes de traitement des tumeurs érectiles.

A l'étranger, la galvano-puncture jouit d'une grande faveur. Cagney, Peters, Waite, Pebroff, W. Allen vantent ses bons effets.

Brocq l'emploie couramment contre les nævi. Il en est de même de Bayet (3), de Martin (4), de Redard (5). Enfin, au congrès de Moscou tenu en août 1897, M. le Dr Apostoli (6) rapporte trois cas de nævus guéris par la galvano-puncture, pris parmi les plus intéressants de ceux qu'il a soignés en grand nombre dans sa clientèle.

---

(1) Lafaye. Étude expérimentale du mode d'action de l'électrolyse dans le traitement des tumeurs érectiles. *Thèse*, Bordeaux, 1889.

(2) Heins. Du traitement des tumeurs érectiles par l'électrolyse. *Thèse*, Paris, 1892.

(3) Bayet. La cure des nævi par l'électrolyse et les scarifications linéaires. In *Journ. des mal. cutanées et syphilitiques*, avril 1894.

(4) Martin. Traitement des angiomes par l'électrolyse. In *Revue méd. de la Suisse rom.*, Genève, 1896.

(5) Redard. De l'électrolyse dans le traitement des angiomes. In *Presse méd.*, août 1896.

(6) Apostoli. Note sur trois cas intéressants de nævus traités et guéris par la galvano-puncture. *Congrès méd. internat. de Moscou*, août 1897.

II

Nous devons étudier tout d'abord le rôle de l'électro-lyse, son action sur le sang contenu dans les vaisseaux, sur ces vaisseaux eux-mêmes et sur les tissus environnants.

Des expériences de Strambio, de Tizzoni, de Teissier, de Laurent Robin, de Redard, il résulte qu'il y a coagulation du sang lorsqu'on fait passer dans un vaisseau un courant continu. Si l'on se sert de deux aiguilles en platine comme électrodes, fixées dans la paroi vasculaire, et que l'intensité du courant soit de 25 milliampères environ, on observe les faits suivants.

Au pôle positif, il se forme un caillot petit, dur, résistant, et qui adhère fortement aux parois vasculaires et à l'aiguille. Peu à peu ce caillot augmente de volume, envahit le canal et interrompt la circulation. Il est formé « d'une couche filamenteuse intimement liée à la tunique endo-théliale du vaisseau. Au-dessus de cette couche de transition, on en trouve une deuxième ou moyenne, grisâtre, ferme, consistante, épaisse : c'est la zone fibrineuse. La couche superficielle, rouge, friable, ou zone cruorique, est constituée par du sang. Autour du caillot primitif vient se former un caillot secondaire, à la suite de nouvelles coagulations par arrêt de la circulation » (1).

Au pôle négatif, le coagulum paraît plus mou, moins résistant et plus facilement dissociable ; il n'adhère pres-

_____

(1) Heins. *Loc. cit.*

que pas à l'aiguille où il se forme et sa structure paraît
moins nette que celle du caillot positif. Ce ne sont plus
des couches stratifiées qui le composent, mais une masse
peu homogène, rendue visqueuse et aérée par la présence
de bulles d'hydrogène.

Cette coagulation sanguine est-elle le seul phénomène
dû à l'action électrolytique du courant? Il est loin d'en
être ainsi. Ici intervient un phénomène capital, l'*inflammation*, qui pour M. le Professeur Bergonié joue un rôle
prépondérant dans l'affaissement des angiomes. Ces phénomènes inflammatoires, signalés déjà par Broca et par
Constantin Paul sont très intenses. Ils se manifestent exté-
rieurement par une petite escarre dure, noirâtre, située
au point d'implantation de l'aiguille et entourée d'une région rouge, chaude, turgescente et douloureuse ; cette
dernière s'affaissera plus tard, reprendra sa coloration
normale, deviendra indolore et ne se distinguera bientôt
plus des parties ambiantes.

Nous venons de voir à quelles actions manifestes donne
lieu le passage du courant. Cherchons à en pénétrer le
mystère et étudions comment s'opèrent ces transformations, au point de vue histologique. Ces faits ont, d'ailleurs, été bien mis en lumière par le docteur Lafaye, dans
une thèse (1) écrite à Bordeaux, sous l'inspiration de
M. le Professeur Bergonié.

Les bases et les acides sont mis en liberté, tout le long
du circuit : les bases se portent au pôle négatif, les aci-

---

(1) Lafaye. *Loc. cit.*

des au pôle positif. Irritant les tissus, ils vont produire la *cautérisation potentielle* qui a été prise, pendant si long-temps, pour une thermo-cautérisation.

Le premier caillot est constitué ; autour de lui, sous l'influence de l'endartérite, se déposent, se stratifient des couches multiples de fibrine, lesquelles ont pour consé-quence et d'augmenter son volume et d'accroître sa den-sité et sa fermeté. A l'action coagulante du courant s'est ajoutée l'action coagulante de l'endartérite : ces deux ac-tions s'ajoutent et se complètent. D'autre part, les phéno-mènes inflammatoires dont les tuniques vasculaires et les trames conjonctives sont le siège, ont pour conséquence de rendre les vaisseaux plus épais, moins perméables au sang et d'amener leur rétraction et leur disparition par-tielle. C'est à cette seconde phase de l'action du courant que revient le nom de galvano-caustique chimique.

Ainsi donc, le passage du courant détermine deux phé-nomènes différents mais successifs. « Le premier est la simple coagulation electrolytique ; le second est la cau-térisation potentielle des tissus, amenant aussi une se-conde coagulation, dite inflammatoire, qui vient se sur-ajouter à la première » (1).

Somme toute, l'électrolyse agit à la fois comme les pro-cédés dits de coagulation, à la manière des injections de perchlorure de fer, par exemple, et aussi comme ceux qui, au moyen des caustiques et de la chaleur, étouffent la tumeur sous un tissu cicatriciel. Outre les phénomènes

---

(1) LAFAYE. *Loc. cit.*

d'endartérite et de périartérite qu'elle provoque, elle détermine enfin des effets de vaso-constriction qui expliquent la pâleur des téguments au moment du passage du courant.

III.

Nous venons de voir l'action de l'électrolyse sur les vaisseaux sanguins et sur les tissus environnants. N'était-il pas rationnel de l'appliquer à la cure des *tumeurs érectiles* et des *nævi materni* ?

Il s'agit de bien poser la question, au point de vue clinique et de s'entendre tout d'abord sur les malformations cutanées contre lesquelles nous préconisons l'électrolyse.

Par nævus, nous entendons avec Pollitzer et Hallopeau (1) toutes les néoplasies cutanées bénignes d'origine embryonnaire. De quelque façon qu'on les divise (pigmentaires ou vasculaires) on peut dire que leurs caractères cliniques communs sont de constituer le plus souvent de simples difformités, de rester indolores et de ne tendre qu'exceptionnellement à augmenter de volume.

Le plus souvent congénitaux, les nævi sont dans certains cas consécutifs à un traumatisme.

Lorsqu'ils sont particulièrement vasculaires, ils peuvent en s'accroissant former de véritables tumeurs érectiles dont l'évolution n'est pas sans danger car, par leur volume, ces

---

(1) HALLOPEAU. Leçons sur les maladies cutanées et syphilitiques : les nævi. In *Progrès méd.*, 1891, n° 28.

tumeurs peuvent apporter un obstacle mécanique au développement des parties avoisinantes.

Dans tous les cas, ils constituent des *loci minoris resis-
tentiæ* et, comme l'a remarqué Hallopeau (1), ils peuvent
particulièrement devenir le siège d'inflammations eczéma-
teuses.

De telles malformations cutanées méritent-elles un
traitement? Dans beaucoup de cas, la réponse sera négative. Le plus souvent, elles ne constituent qu'un désagré-
ment au point de vue purement esthétique et leur traitement intéresse alors seulement la coquetterie du malade.
— D'autres fois, par leur siège, par leur volume, par leur
tendance à s'accroître (2), surtout par les transformations
qui les peuvent atteindre, ces tumeurs constituent un véritable danger. Quelques-unes peuvent s'ulcérer, provoquer
des hémorragies inquiétantes. D'autres, — et j'ai spécia-
lement en vue les nævi pigmentaires, — peuvent dégénérer
en tumeurs malignes.

Cette dernière considération, à notre avis, ajoute un
singulier intérêt à l'étude de leur traitement. Il est bien
démontré aujourd'hui, grâce aux travaux de Renoul (3),
de Reboul (4), de Unna (5) et de Respighi (6) que certains

---

(1) Hallopeau. *Loc. cit.*

(2) Villard. Ancien nævus de la face ayant pris un développement
monstrueux. In *Arch. provinc. de chir.*, 1893.

(3) Renoul. Des épithéliomas développées sur les nævi. *Thèse*, Paris, 1892.

(4) Reboul. Sur les transformations et dégénérescences des nævi. In
Arch. génér. de méd. 1893.

(5) Unna. Nævi und nævicarcinome. In. *Klin. Wochens*, 1893.

(6) Respighi. De la transformation des nævi en tumeurs malignes. In
Giorn. ital. mal. vener. XXIX, 1.

Cros.   2 nævi ont une déplorable tendance à dégénérer en tumeurs malignes, épithéliomes ou sarcomes.

La question d'intervention est donc complexe. Selon chaque cas particulier, c'est au médecin à trouver une solution conforme à l'intérêt du malade.

Mais, — à moins qu'un traitement très prompt ne s'impose, — si une intervention est décidée, nous pensons que c'est à la méthode électrolytique qu'il faut donner la préférence. Nous allons essayer d'en démontrer les bons effets dans les chapitres qui vont suivre.

IV

Il existe plusieurs méthodes d'application de l'électrolyse ; ces méthodes sont basées sur le mode d'introduction des aiguilles dans la tumeur.

1° A l'exemple de Ciniselli, Bœckel, Lincoln, Knott, Duncan, Delore, Voltolini, Vogel, Bergonié, deux aiguilles, positive et négative, sont enfoncées dans la tumeur : ce procédé a reçu le nom d'électro-puncture *bipolaire* ;

2° L'aiguille positive seule est fixée dans la tumeur ; l'autre pôle, sous forme de plaque indifférente, est appliqué sur un point quelconque du corps : c'est l'électro-puncture *monopolaire positive* ou monopuncture positive, imaginée par Monoyer et utilisée depuis par Pitoy, Boudet de Pâris et un grand nombre de chirurgiens français, Schwartz, Redard, Quénu, Bories (de Montauban), etc. ;

3° L'aiguille négative seule est introduite. Ce procédé, mis en pratique par Althaus, est aujourd'hui à peu près complètement délaissé.

Nous restons donc en présence de deux procédés seulement, électro-puncture bipolaire et monopuncture positive. Nous allons essayer de démontrer que la première, condamnée par Redard et son élève Heins, reprend tous ses droits et mérite à juste titre d'être réhabilitée.

Voyons quelles raisons invoquent pour supprimer l'aiguille négative les partisans de l'électro-puncture monopolaire positive.

Étudiant le caillot formé au pôle positif et celui formé au pôle négatif, ils arrivent aux conclusions suivantes : 1° le caillot formé au pôle positif est dur, résistant, adhère fortement aux parois vasculaires et à l'aiguille ; l'ablation de cette dernière n'est jamais suivie d'hémorragie ; en un mot, le pôle positif est hémostatique. — 2° le caillot formé au pôle négatif, au contraire, est mou et friable ; il peut, en se fragmentant, donner lieu à des embolies.

S'il en était ainsi, si la démonstration de ce qui précède était faite tant au point de vue pratique qu'au point de vue théorique, il est certain qu'une pareille argumentation militerait fortement en faveur de la monopuncture positive.

Malheureusement, les faits ne leur donnent pas raison. Pour que le caillot positif présente les qualités qu'on veut lui accorder dans tous les cas, il faut réaliser certaines conditions spéciales ; les détracteurs de la méthode bipolaire l'avouent eux-mêmes. Si par exemple, ainsi que l'a montré Redard (1) à la suite de diverses expériences, on emploie un courant de 3o à 35 milliampères, on obtient un caillot positif peu résistant, diffluent, capable de se désagréger rapidement sans entraîner l'oblitération définitive des vaisseaux. Il faut donc un courant d'intensité et de durée données si l'on veut obtenir de l'aiguille positive seule un assez bon résultat : c'est dire que la structure physique du caillot varie essentiellement avec l'intensité et la durée du courant.

D'autre part, en taxant de caillot de mauvaise qualité le caillot formé au pôle négatif, les adversaires de la méthode bipolaire ont exagéré les faits. Après une électro-puncture bipolaire, avec une intensité de 3o à 6o milliampères, si l'on cherche par le toucher à travers les téguments, à se rendre compte de la qualité du caillot négatif, on sent très facilement que ce caillot est aussi ferme et aussi résistant que celui formé au pôle opposé. Cette constatation n'est pas d'ailleurs pour nous surprendre, si nous songeons en effet que dans la genèse de ces caillots, tant positif que négatif, entre pour la plus large part ce phénomène, commun aux deux électrodes, je veux dire l'inflammation interstitielle.

Cet abandon de l'aiguille négative n'est donc pas justifié par un examen rigoureux des résultats. Il ne l'est pas davantage, *a priori,* si l'on envisage la question au point de vue théorique.

---

(1) Redard. *Congrès méd. internat. de Washington,* 1887.

Pourquoi le caillot négatif serait-il plus friable, plus diffluent que le caillot positif? Pourquoi la cautérisation potentielle donnerait-elle d'un côté un bon, de l'autre un mauvais caillot? Cela paraît d'autant plus inexplicable que, ainsi que le fait remarquer Lafaye (1), « la cautérisation potentielle, et par suite l'endartérite est, sous l'influence des alcalis, plus intense au pôle négatif qu'elle ne l'est au pôle positif, sous l'influence des acides ».

On le voit donc, rien ne justifie ni *a priori*, ni *a posteriori*, l'emploi exclusif de l'aiguille positive. Alors, pour rejeter l'usage de l'aiguille négative, Monoyer et divers chirurgiens ont accusé cette dernière de produire de graves désordres difficilement conciliables avec le but — généralement esthétique — que l'on se proposait.

L'aiguille négative, ont-ils écrit, agit toujours sur les vaisseaux et les tissus en produisant une véritable cautérisation, suivie d'escarre, et d'un tissu cicatriciel apparent, absolument analogue à celui observé après les cautérisations au galvano ou au thermo-cautère. Et pour le prouver, ils placent un thermomètre au niveau des points d'implantation des deux aiguilles, positive et négative, suffisamment éloignées l'une de l'autre, et constatent qu'au moment du passage du courant la colonne mercurielle s'élève davantage du côté négatif que du côté positif.

Or, que démontre cette expérience, qu'ils croient, à tort, péremptoire? Simplement ceci : que *la cautérisation potentielle est surtout marquée au pôle négatif*. En consé-

---

(1) Lafaye. *Loc. cit.*

quence, si l'on laisse cette action s'exercer trop longtemps, une escarre cutanée pourra se produire. Or cela est l'affaire de l'opérateur : il ne tient qu'à lui de l'éviter. Il n'aura qu'à diminuer la durée de l'application et l'intensité du courant, et il n'obtiendra alors qu'une escarre si minime que sa cicatrice en sera invisible. Il pourra faire mieux encore en s'arrangeant de façon que les téguments ne soient en rapport qu'avec des parties bien isolées de l'aiguille : de telle sorte que la cautérisation potentielle n'agira alors qu'au centre de l'angiome et très faiblement à sa périphérie.

Il est vraiment étrange de voir reprocher à l'aiguille négative sa puissance de cautérisation potentielle, puisque c'est cette cautérisation potentielle qui est si utile, si efficace contre les angiomes et les nævi, puisque c'est elle qui, loin d'être redoutée, devrait être recherchée au contraire. Aussi Lafaye a-t-il pu écrire avec beaucoup d'esprit : « Il n'est pas plus permis de renoncer à l'aiguille négative sous le prétexte qu'elle est trop escarrifiante, qu'il ne le serait de rejeter le bistouri parce qu'il coupe trop bien ».

On le voit, les reproches adressés à la méthode d'électro-puncture bipolaire ne sont pas fondés. Au contraire, il apparaît à tout esprit non prévenu que cette méthode est supérieure, — à plusieurs titres, — à l'électrolyse unipolaire positive.

Si l'on considère en effet comment sont disposées les aiguilles formant électrodes, on voit que le courant électrique, ne formant qu'un court circuit dans lequel est interposée une très faible épaisseur de tissu érectile, ne peut être sujet à dérivation. — Il est loin d'en être ainsi dans la galvano-puncture unipolaire ; les deux pôles étant éloignés l'un de l'autre, *le courant diffuse* entre eux sur un large espace et son action se fait sentir, non seulement sur tous les tissus qui font partie du circuit, mais aussi sur les tissus et les organes voisins, dont les fonctions peuvent être fortement troublées. C'est là, il faut l'avouer, un inconvénient qui peut n'être pas sans danger. C'est ainsi qu'à la partie supérieure de la tête, dans une zone que M. Boudet de Pâris (1) appelle « zone dangereuse » et qui est limitée par une ligne circulaire passant au niveau des apophyses mastoïdes et des ailes du nez, les dérivations à travers le cerveau, inévitables dans l'électro-puncture positive, produisent à la moindre interruption de courant des phosphènes, des vertiges et souvent même des syncopes. Aussi Redard recommandait-il, lorsqu'on opérait sur le crâne, de ne pas dépasser 25 à 30 milliampères et de ne pas prolonger l'application au delà de quelques minutes ; progressivement, il fallait diminuer l'intensité et éviter toute secousse.

Contre ces inconvénients, contre ces dangers de la monopuncture positive, les chirurgiens ont été obligés de mettre en pratique des dispositions plus ou moins ingénieuses qui les atténuent, dans une certaine mesure, sans les supprimer. Dans ce but, ils ont donné à l'électrode négative des formes diverses. Quelques-uns, redoutant avec juste raison ces *dangereux courants de dérivation* sur les centres nerveux, sur les nerfs optique, phrénique, pneumo-gastrique, sympathique, etc., sont obligés d'employer,

---

(1) Boudet de Pâris. *Loc. cit.*

en outre de la plaque négative sise au voisinage de l'angiome, une seconde plaque, reliée à un troisième fil, partant du pôle négatif et qu'ils appliquent généralement sur l'épaule du sujet ou sur toute autre région peu riche en nerfs. Malgré ce dispositif, si peu compliqué soit-il, nous pensons, avec M. le Pr Bergonié, qu'il ne permet pas d'avoir dans la méthode unipolaire une confiance absolue ; et qu'il serait particulièrement dangereux de l'utiliser, par exemple, pour un angiome du crâne, chez un enfant dont les fontanelles ne seraient pas encore fermées.

Ainsi, voilà un premier inconvénient, — et pas minime, — de la méthode unipolaire ; inconvénient que ne saurait présenter, on le conçoit, l'électro-puncture bipolaire, à laquelle nous donnons volontiers la préférence.

Cette dernière méthode ne présente pas, d'ailleurs, ce seul avantage d'éviter les courants de dérivation, elle a aussi cette vertu incontestable d'amener la *guérison plus rapide* de la tumeur attaquée ; cela s'explique aisément par l'intensité plus grande des phénomènes d'inflammation et de coagulation grâce auxquels va s'affaisser l'angiome.

Ce pouvoir curateur plus rapide de l'électrolyse bipolaire est nettement mis en lumière — et d'une façon incontestable — par le docteur G. Martin qui, dans le même cas pathologique, a utilisé les deux méthodes. « Dans les premières séances, écrit-il, suivant le conseil d'Onimus, j'ai introduit uniquement le pôle positif. Ce n'est qu'à la sixième électrisation, après la formation de dix caillots que, trouvant le résultat cherché trop lent à survenir, j'ai eu l'idée de plonger en même temps que l'aiguille positive une aiguille négative. J'insiste sur l'effet merveilleux produit alors par le courant. En quelques minutes, toute la masse de la tumeur traversée par ce dernier s'est modifiée ; un caillot a englobé les noyaux fibrineux précédemment formés (1) ».

Dans les pages qui précèdent, nous avons fait justice des reproches adressés à la méthode bipolaire et nous avons montré en quoi elle est évidemment supérieure à la méthode unipolaire : ainsi nous avons justifié nos préférences. Notre expérience personnelle vient encore corroborer ces vues, peut-être un peu théoriques. Nous avons eu sous les yeux la preuve irrécusable de l'efficacité de cette méthode. Appliquée deux fois pour des nævi assez vastes, à la clinique du Dr Apostoli, deux fois elle a donné les plus heureux résultats. On en lira plus loin les observations, vraiment pleines d'intérêt.

Son innocuité parfaite, ses nombreux avantages mettent la méthode bipolaire au-dessus des autres modes d'électrolyse. Aujourd'hui nous possédons, il est vrai, des instruments très précis qui manquaient au promoteur empirique de la méthode, à Ciniselli. L'action des électrodes est bien connue ; bien fixées sont les règles opératoires de cette intervention qui n'exige, à proprement parler, qu'un peu de prudence et d'habileté.

Dans les chapitres qui vont suivre, nous rappellerons quels instruments ou appareils sont nécessaires et nous décrirons la technique opératoire de l'électrolyse bipolaire appliquée au traitement des angiomes et des nævi-materni.

----

(1) G. MARTIN. In *Annales d'oculistique*, 1879, p. 47.

V

Nous allons indiquer les INSTRUMENTS et les APPAREILS nécessaires au traitement électrolytique des malformations cutanées qui nous occupent, depuis la source où le courant prend naissance jusqu'au point où il agit.

Nous décrirons donc :

1° La source électrique donnant naissance à un courant continu, qui, d'ordinaire est constituée par des *piles* ;

2° L'appareil mensurateur de l'intensité du courant, c'est-à-dire le *galvanomètre* ;

3° Les électrodes, c'est-à-dire les *aiguilles* que la main de l'opérateur implantera dans la tumeur ;

4° Les *fils*, destinés à amener le courant.

1° **Piles.** — Les piles doivent donner un courant constant et continu ; elles doivent en outre fonctionner très régulièrement afin d'éviter toute secousse douloureuse. On peut choisir indifféremment la pile de Daniel, de Bunsen, de Leclanché, de Chardin, de Gaiffe, etc., c'est cette dernière que nous avons vu employer, et trente éléments suffisent dans la plupart des cas. Les piles au bichromate de potasse et au bisulfate de mercure qui se polarisent très rapidement doivent être naturellement rejetées.

2° **Galvanomètre d'intensité.** — Duncan, Snell, Marshall et la plupart des auteurs anglais et américains considèrent cet instrument comme entièrement inutile et se fixent sur l'effet produit par le courant pour faire varier son intensité. En Allemagne Bruns, Voltolini, Keimer, Vogel, etc., partagent cette opinion d'outre-mer, et vont même jusqu'à prétendre que le galvanomètre n'a qu'un but : indiquer à l'opérateur que la batterie marche.

La plupart des opérateurs français, Boudet, Schwartz, L. Robin, Quénu estiment au contraire, et à juste titre, que le galvanomètre gradué en milliampères est absolument indispensable. Grâce à cet appareil, on peut connaître à tous les instants l'intensité du courant, qui doit naturellement varier suivant la région du corps sur laquelle on opère, suivant l'âge du sujet, et même suivant le degré de réaction à laquelle ont donné lieu les séances précédentes. Avec lui on met le malade à l'abri de quelques accidents sérieux, tels que syncopes, éblouissements, qui pourraient survenir dans une opération un peu trop livrée au hasard. Il nous permet encore, chez certains malades pusillanimes qui ne supportent que de faibles courants, de diminuer l'intensité, à condition d'augmenter la durée du passage ; car nous savons que la destruction des tissus est proportionnelle à la durée et à l'intensité du courant. Il devient enfin un instrument des plus précieux pendant l'opération, car lui seul permet d'arriver à ce qu'on appelle l'*intensité optima*.

3° ***Électrodes-Aiguilles.*** — Les aiguilles, utilisées dans l'électro-puncture des nævi, sont reliées à l'extrémité de chaque fil conducteur par une petite serre-fine. Ces aiguilles doivent pénétrer facilement dans les tissus, et par conséquent doivent être très fines et très aiguës ; néanmoins elles doivent être assez résistantes pour que l'opérateur n'ait pas à craindre leur rupture au sein de la tumeur. Leur longueur forcément variable est d'environ 8 ou 10 centimètres ; leur diamètre est compris entre $0^{mm},2$ et 1 millimètre. Ainsi construites, elles réunissent à peu près tous les *desiderata*.

La coagulation du sang dans les vaisseaux variant en vitesse et en quantité suivant la nature du métal des aiguilles, on comprend aisément qu'une foule de métaux aient été employés.

Les aiguilles en fer et en acier sont restées longtemps en usage ; quelques opérateurs encore ne les ont pas abandonnées ; d'abord parce qu'elles plongent facilement dans les tissus, ensuite parce qu'elles sont fort résistantes, quoique flexibles, enfin parce qu'elles favorisent la coagulation du sang par la mise en liberté de particules microscopiques d'oxyde de fer, produit au moment du passage du courant. Mais à côté de ces avantages, les inconvénients qu'elles font naître méritent qu'on les abandonne. Et en effet, elles sont facilement corrodées par les acides organiques et deviennent raboteuses, de sorte que si les aiguilles d'acier sont très fines, et il en est ainsi le plus souvent, l'usure ne se fait pas également, et il peut arriver qu'une aiguille soit coupée par le courant à une distance plus ou moins grande de son extrémité, ce qui peut entraîner des accidents assez graves.

Il n'en est pas de même avec l'or et le platine ; ces métaux sont inattaquables par les acides et la coagulation du sang est aussi rapide. En outre, dans ce cas, le caillot est moins adhérent et ne risque pas de se fragmenter lorsqu'on enlève les aiguilles, comme cela a lieu quelquefois avec l'acier. Pour toutes ces raisons, nous partageons les idées des chirurgiens qui recommandent les *aiguilles en or* ou mieux *en platine iridié*.

Une question se pose maintenant. Faut-il les recouvrir d'un *enduit isolant*, sur une longueur de quelques milli-mètres, sauf à leur pointe ? Ici encore, avec la plupart des auteurs français, Boudet, Schwartz, Quénu, etc., cette précaution nous paraît indispensable si l'on veut protéger la peau et les tissus en contact avec l'aiguille contre l'ac-tion chimique du courant, qui déterminerait infaillible-ment des douleurs et des escarres au niveau du tissu cutané. Mais au lieu d'employer la soie qui est difficile à nettoyer ou la cire qui s'écaille et ne protège pas suffisam-ment, nous utiliserons de préférence la *gommelaque*.

4° **Fils.** — Les aiguilles sont mises en rapport avec la pile au moyen de fils conducteurs bien isolés, souples, minces et par conséquent légers: on évite ainsi les secousses et les déviations que le poids d'un conducteur ordinaire pourrait imprimer à l'aiguille.

L'extrémité de chaque fil est subdivisée en deux, ou en quatre, ou en huit autres petits fils, de façon à permettre l'introduction de plusieurs aiguilles à la fois dans la tumeur. J'ajoute que dans la méthode monopolaire positive le fil venant du pôle négatif n'aboutit pas à des aiguilles mais à une plaque de métal zinc ou étain que diverses dis-positions ingénieuses ont successivement modifiée dans le but de diminuer le plus possible la douleur au pôle positif et la dérivation des courants à travers les tissus sains, qui

est surtout à craindre lorsqu'on opère près des centres nerveux.

VI.

Nous venons d'indiquer quels sont les instruments et
les appareils nécessaires pour pratiquer l'électrolyse, il
nous reste à décrire son MANUEL OPÉRATOIRE.

Avant de commencer l'opération, le chirurgien doit
choisir le nombre d'aiguilles qu'il juge nécessaires pour les
piqûres d'une même séance. Ces aiguilles doivent être
désinfectées avec le plus grand soin afin d'éviter tout accident de suppuration. Pour cela il suffirait de les flamber,
mais le flambage a l'inconvénient de les altérer et d'émous-
ser leurs pointes ; il est donc préférable de les laver soigneusement avec de l'éther pendant deux ou trois minutes,
ou mieux de les soumettre pendant quelques secondes à
l'action de la vapeur à 110 degrés. M. le Pr Bergonié les
plonge avant de s'en servir et les laisse séjourner dans une
solution de sublimé au millième. L'asepsie des aiguilles
étant rigoureuse, le champ opératoire est soigneusement
nettoyé et lavé par des savonnages et des lavages à la liqueur
de Van Swieten.

Après avoir pris ces précautions préliminaires, on s'as-
sure du bon fonctionnement de la pile, du contact des fils
avec les pôles, et l'on fixe solidement les aiguilles aux extrémités divisées des fils par l'intermédiaire des serre-fines.

Le malade est alors étendu sur un lit d'opération ou

assis dans un fauteuil, de façon que le champ opératoire
soit bien éclairé et facile à atteindre pour permettre au chirurgien de suivre avec soin les phénomènes électrolytiques
consécutifs dans la tumeur et particulièrement autour des
aiguilles.

Mais alors faut-il endormir le sujet? Sur ce point encore
les auteurs ne sont pas d'accord. Cependant l'anesthésie
générale ne nous paraît pas nécessaire, car chaque séance
est de courte durée, et c'est un danger de moins qu'on fait
courir au malade. Ce danger, en effet, qui paraît minime
et négligeable dans une opération si bénigne, il faut en tenir
compte, parce que les séances peuvent être nombreuses.

Quant à l'anesthésie locale, on peut la pratiquer au
moyen de badigeonnages avec une solution de chlorhy-
drate de cocaïne, chez les enfants ou les sujets pusillanimes;
mais même cette anesthésie est souvent superflue : la douleur provoquée par l'électrolyse est parfaitement suppor-
table et très passagère. C'est ainsi qu'on opère des enfants
de quelques mois à peine, et sans le moindre retentissement
sur la santé, dans des cas où il était urgent de mettre un
frein à la marche rapidement envahissante de certaines
tumeurs en communication avec de gros vaisseaux. Les
enfants pleurent, il est vrai, au moment de l'introduction
des aiguilles dans la tumeur, mais il suffit souvent de leur
donner le sein pour les calmer et les consoler aussitôt.
Toutefois chez les jeunes sujets indociles et très sensibles,
on sera autorisé à pratiquer l'anesthésie, comme cela a été
fait en particulier pour la petite fille de 17 mois qui fait le
sujet de notre observation I.

L'angiome doit toujours être attaqué à la périphérie

pour assurer l'oblitération des vaisseaux afférents et supprimer l'apport du sang ; puis l'on doit avancer progressivement vers le centre pour former des caillots de plus en plus volumineux. On plonge donc obliquement les aiguilles dans le parenchyme périphérique de la tumeur tout en observant les préceptes suivants :

La distance entre les points d'implantation des aiguilles doit être aussi petite que possible, afin de créer un caillot continu et non morcelé et partant difficilement dissociable. Il ne faut pas cependant que cette distance soit supprimée de peur de voir se produire des escarres : la distance optima est de trois millimètres environ.

Les aiguilles doivent être enfoncées et maintenues dans l'angiome d'une façon parallèle autant que possible, pour éviter le contact des pointes. Il est aisé de comprendre en effet que le contact d'une aiguille avec une aiguille d'un pôle différent donne lieu à une certaine déperdition de courant. C'est pour remédier à cet inconvénient que M. le Professeur Bergonié a fait fabriquer une *pince* qui présente cet avantage incontestable de pouvoir écarter les deux aiguilles actives à une distance variable au gré de l'opérateur, distance comprise entre un millimètre et un centimètre et demi, et d'obtenir un parfait parallélisme.

Cette pince est une pince ordinaire pour aiguilles à sutures, dans le mors de laquelle ont été encastrées deux pièces destinées à isoler électriquement les aiguilles pincées. Celles-ci maintenues ainsi très solidement, leur introduction dans les tissus devient très facile. Au lieu de deux aiguilles pincées, ce qui est le cas le plus habituel, on peut en utiliser trois ou même un plus grand nombre en même temps, placer l'un des pôles au milieu et l'autre sur les aiguilles extrêmes ; on obtient ainsi une distribution des lignes de flux régulière, ce qui n'est pas à dédaigner dans certains cas particuliers.

Les aiguilles étant en place et fixées dans la tumeur on fait marcher le manipulateur très lentement et d'une manière continue. Car la condition à remplir, pour que les phénomènes douloureux soient réduits à leur minimum et pour éviter toute secousse, est de faire croître l'intensité du courant d'une façon progressive et continue de zéro à l'intensité optima, et de la faire décroître ensuite de même lorsque l'effet est obtenu. Or, il n'y a que deux moyens de réaliser cette variation continue du courant : ou bien de faire croître et décroître la force électro-motrice de la source utilisée, ou bien de faire décroître et croître la résistance du circuit, insensiblement dans les deux cas.

Au commencement de chaque séance il faut donc partir de zéro et n'élever que progressivement l'intensité jusqu'à la limite optima, pour revenir à la fin lentement au zéro.

Dès que le courant passe et au fur et à mesure que le galvanomètre indique une élévation de force électro-motrice, on observe dans le circuit quelques contractions fibrillaires, et autour de chaque aiguille on voit se former une zone circulaire grise qui augmente peu à peu d'étendue ; cette zone grise n'est autre chose que l'indice de la rétraction des vaisseaux et de la coagulation du sang.

Mais quelle intensité faut-il donner au courant ? Sur ce point les avis sont très partagés. Quelques auteurs prétendent qu'il ne faut pas dépasser 25 mA., des courants plus forts, disent-ils, étant inutiles,

Avec la majorité des chirurgiens, tels que Schwartz, Boudet de Pâris, Duncan, Bergonié, nous pensons que les courants faibles doivent être réservés aux angiomes des enfants, mais que pour les adultes l'intensité peut aller jusqu'à 60 milliampères. La guérison est ainsi plus rapide et si l'on enfonce plusieurs aiguilles à la fois, l'intensité du courant se divise entre toutes et varie en raison inverse du nombre des aiguilles, de sorte que la douleur n'est pas plus forte qu'avec des intensités moindres. Nous rejetons naturellement l'emploi des courants faibles de 2, 3, 5 milliampères, tels qu'on les appliquait au début ; on risque en effet de voir se produire des hémorragies au moment de l'extraction des aiguilles.

Quelle sera la durée totale de l'application électrolytique ? Cette durée ne peut être fixée d'une manière définitive, elle dépend de l'angiome et de ses cavités. Quelques partisans de l'électro-puncture monopolaire positive estiment qu'avec des courants de 25 à 30 milliampères la durée de cinq minutes ne doit jamais être atteinte et que une ou deux minutes sont préférables. Nous pensons, comme plusieurs chirurgiens français et comme la plupart des auteurs allemands, anglais et américains, que la durée électrolytique doit être en moyenne de 5 à 10 minutes, le caillot ayant atteint son maximum de développement après 7 à 8 minutes. D'ailleurs, pour déterminer la durée du séjour des aiguilles dans la tumeur, on tient compte aussi de l'étendue de la zone circulaire grise, produite au point d'application du courant, et lorsqu'elle atteint un diamètre d'environ trois millimètres, on essaye de retirer l'aiguille correspondante ; si elle résiste, c'est que l'action du courant n'est pas suffisante, et l'on attend quelques instants nécessaires pour l'extraction facile. A ce moment, le caillot est bien formé, adhérent et homogène. Il ne faut pas dépasser cette limite, de crainte de voir apparaître une réaction inflammatoire avec suppuration et élimination d'escarre.

Lorsqu'on a obtenu l'effet électrolytique désiré on ramène lentement et progressivement l'aiguille du galvanomètre à zéro et l'on retire les aiguilles actives. On peut alors observer quelquefois un léger écoulement sanguin dû à l'adhérence du caillot autour de l'électrode. Pour l'éviter, on fait ce qu'on appelle l'*inversion du courant*. L'aiguille se retire alors facilement ; néanmoins si quelques gouttes de sang se présentent encore à l'orifice de la piqûre, ce qui arrive parfois, au début du traitement et lorsque les enfants crient, pleurent et font des efforts, on peut recouvrir la petite plaie d'une boule de coton imbibé de liqueur de van Swieten, ou mieux, selon le conseil de Boudet, on replace l'aiguille dans le trou qu'elle a fait, aussitôt il y a dégagement de gaz et quelques secondes suffisent pour former un petit caillot obturateur.

Les aiguilles doivent être enlevées doucement et sans secousses, en leur imprimant de légers mouvements circulaires, afin d'éviter la désagrégation des caillots. A cet effet, divers instruments nommés *tire-aiguilles* ont été proposés ; mais la main du chirurgien est dans ce cas le meilleur instrument, car elle juge mieux de la résistance et de l'adhérence du caillot, de l'effort et de la délicatesse à fournir. Il est inutile de faire la compression circulaire de l'angiome tout le temps que dure la séance opératoire, car les caillots électrolytiques diffèrent totalement de ceux qu'on obtient avec les liquides coagulants et les embolies ne sont pas à redouter.

L'opération terminée, on lave la région malade avec un liquide antiseptique, et on la protège au moyen d'une couche de ouate maintenue par une bande. Si l'on opère au niveau des muqueuses, au voisinage de la cavité buccale, nasale ou anale, on applique sur l'angiome une ou plusieurs couches de baudruche gommée, humectée de liqueur de Van Swieten, et l'on recouvre le champ opératoire de collodion ou de stérésol. Si les piqûres s'enflamment, si des croûtes apparaissent, en un mot s'il y a une réaction exagérée à la suite de l'opération, il est bon de faire quelques pulvérisations boriquées.

On recommande au malade le repos durant quelques jours, avec défense de faire une pression ou un attouchement quelconques au niveau de la tumeur.

Les séances d'électrolyse peuvent être renouvelées tous les 10 à 15 jours, selon la disposition du malade ; M. le Pr Bergonié est arrivé à faire, sans avoir de suppuration, des séances électrolytiques tous les deux jours, l'intensité étant de 60 milliampères. Le traitement ne doit cesser que lorsque la tumeur est dure, non vasculaire, ne dépasse pas les téguments voisins et que toute la région enfin a repris ses caractères normaux, en ayant soin de ne pas trop rapprocher les séances pour laisser se produire les phénomènes rétractiles consécutifs à l'électrolyse.

Quant à la durée du traitement et au nombre des

séances, ils dépendent, on le conçoit, de la nature et de l'étendue de la tumeur.

VII

Nous relatons ici trois observations, dans lesquelles l'électrolyse bipolaire a amené d'excellents résultats. Les deux premières, prises dans la clinique du Dr Apostoli, se rapportent à des nævi de la lèvre inférieure ; la troisième, due à M. le Pr Bergonié, a trait à un volumineux angiome du cuir chevelu.

OBSERVATION I.

Mlle S..., âgée de 17 mois, adressée par M. le Dr Félizet, est amenée, au mois de février 1897, dans le cabinet du Dr Apostoli pour une tumeur vasculaire érectile occupant toute l'étendue de la lèvre inférieure.

Antécédents héréditaires. — Ils ne présentent rien de particulier au point de vue qui nous intéresse ; à noter cependant que l'arrière-grand'mère paternelle, vivante, présente dans la région du dos un nævus en forme de framboise.

Antécédents personnels. — Venue à terme, cette enfant a été nourrie au sein par sa mère jusqu'à l'âge de 10 mois. Ce n'est que cinq à six semaines après la naissance que les parents ont remarqué la présence d'une petite tache bleue, siégeant sur la lèvre inférieure, près de la commissure droite. Presque en même temps on a vu une tache semblable sur la moitié latérale gauche de la langue.

Jusqu'à 10 mois la tache de la lèvre s'est étendue progressivement mais lentement. C'est à partir du dixième mois, c'est-à dire avec le sevrage que cette tache a commencé à prendre de grandes proportions.

Au dixième mois encore, quand l'enfant était au repos, quand elle dormait, la lèvre revenait tout à fait sur elle-même et sa coloration diminuait d'intensité au point d'être peu appréciable. Mais sitôt que l'enfant pleurait, s'agitait, se mettait en colère, la lèvre devenait rouge, bleuâtre, turgescente.

L'enfant a marché à 15 mois. — A 17 mois elle a cinq dents seulement; la dentition a provoqué quelquefois un peu de diarrhée. Jamais de convulsions. Aucune éruption impétigineuse.

A partir du dixième mois, la lèvre devient plus colorée, plus volumineuse, et elle se renverse, au point de rester toujours légèrement pendante.

C'est au mois de février 1897 que l'enfant est présentée à M. le Dr Apostoli.

Sa lèvre inférieure hypertrophiée a acquis le triple environ de son volume normal. Elle est très proéminente, et forme une saillie horizontale comme un plateau. Les extrémités en paraissent plus foncées que la partie centrale.

La partie antérieure de la moitié latérale gauche de la langue est, elle aussi, hypertrophiée et de coloration noirâtre.

A certains moments, quand l'enfant pleure par exemple, la lèvre et la langue deviennent turgescentes, et semblent avoir été badigeonnées avec de l'encre noire.

Pendant le sommeil la turgescence diminue, la coloration passe du noir d'encre au rouge sombre ou au bleu, mais il n'y a jamais *restitutio ad integrum* comme dans les premiers mois après la naissance.

Au-dessous de la lèvre inférieure, et à droite sur le menton, on aperçoit une petite tache bleuâtre.

L'enfant a parfois une abondante salivation. — Elle n'éprouve aucune gêne pour manger. — Au point de vue du langage, elle est peut-être un peu en retard; cependant elle articule assez bien les labiales.

Le traitement électrolytique est décidé.

On a fait à cette enfant six applications de courant galvanique sur la lèvre inférieure, dans l'espace de six mois, de février à août 1897. Les séances ont eu lieu aux dates suivantes :

1re séance.	12 février.
2° —	22 mars.
3e —	22 avril.
4e —	2 juin.
5e —	23 juin.
6e —	15 juillet.

L'enfant était endormie au chloroforme.

L'électrolyse a été faite en application bipolaire avec des aiguilles de platine recouvertes, sauf à la pointe, d'un vernis isolant à la gomme-laque. Les aiguilles étaient enfoncées dans le tissu de la lèvre à un centimètre de distance les unes des autres.

Dans les quatre premières séances les aiguilles étaient plantées sur le bord externe de la lèvre. Dans les cinquième et sixième séances deux des aiguilles étaient plantées sur son bord interne.

Les aiguilles employées étaient généralement au nombre de six.

La direction du courant a été changée à chaque séance, c'est-à-dire que les aiguilles plantées à droite, pôle positif dans une séance, devenaient pôle négatif dans la séance suivante.

Pendant la même séance, avant de retirer les aiguilles, on a renversé le courant pendant quelques secondes, afin d'éviter l'hémorragie des piqûres.

La durée des séances a varié de 5 à 10 minutes.

L'intensité du courant était portée à 20 milliampères.

L'enfant n'a jamais été incommodée par le chloroforme, et n'a jamais eu de vomissements.

Elle n'a jamais souffert après les séances d'électrolyse, et n'a pas eu d'hémorragie consécutivement aux piqûres.

Elle n'a jamais éprouvé aucune gêne pour prendre les aliments.

Cependant, immédiatement après la séance, la lèvre présentait dans toute son étendue un gonflement dur qui augmentait considérablement son volume : ce gonflement persistait plusieurs jours.

A plusieurs reprises on a constaté des pertes de substance avec escarres ; mais cette mortification des tissus n'a jamais provoqué de mouvement fébrile, ni de phénomènes douloureux. La chute de l'escarre a fait place à une dépression qui s'est cicatrisée lentement sans laisser de trace, sauf sur un seul point (à la face inférieure de la lèvre, après la première séance).

Six semaines après la première électrolyse, on observait les faits suivants :

La lèvre gonfle beaucoup moins, même quand l'enfant pleure, et ne présente plus alors de bourrelets durs ; elle reste lisse. La coloration a beaucoup diminué d'intensité ; quand l'enfant pleure, sa lèvre ne devient plus noire comme de l'encre, elle prend une teinte lie de vin.

C'est entre la troisième et la quatrième séance que la lèvre de l'enfant a présenté la plus grande régression.

Le 23 juin, avant la cinquième séance, la moitié gauche de la lèvre a un volume à peu près normal et une coloration rosée.

A la sixième séance, on n'a pas touché à la moitié gauche de la lèvre ; la moitié droite seule a reçu des aiguilles.

Actuellement (1), après 6 séances d'électrolyse réparties dans l'espace de 6 mois, la lèvre inférieure de cette petite fille, âgée maintenant de deux ans, se présente dans des conditions suffisamment favorables au point de vue esthétique, que l'on peut considérer comme à peu près équivalentes à une guérison. A l'état de repos, pendant le sommeil aussi bien que quand l'enfant pleure et se met en colère, la lèvre ne présente plus cette boursouflure qui en doublait et triplait l'étendue horizontale et le volume tout entier. — La coloration d'un rose vif ou d'un rouge sombre ne se transforme plus en une vaste tache d'encre noire.

____

(1) Cette observation a été rédigée en août 1897.

La moitié gauche de la lèvre a subi une rétraction peut-être excessive, par contre, la moitié droite reste peut-être légèrement hypertrophiée.

Nous attendrons quelques mois encore avant de décider s'il y aura lieu de faire une séance complémentaire pour la moitié droite de la lèvre.

Cette observation est intéressante, en raison de l'âge du sujet. Comme l'enfant était indocile, il a fallu procéder à une anesthésie générale préalable qui, on l'a vu, n'a entraîné aucun trouble. La petite perte de substance, survenue après la première séance, s'est réparée spontanément dans d'excellentes conditions.

M. le Dr Apostoli a fait faire la reproduction exacte en moulage et en photographie de l'état de la lèvre avant et après le traitement électrolytique. Il est facile de se rendre compte du résultat obtenu et des bienfaits de l'électro-puncture bipolaire.

OBSERVATION II.

M. H..., Joseph, maçon, âgé de 60 ans, vient le 14 août 1897, sur les conseils de M. le Pr Paul Berger, consulter M. le Dr Apostoli à sa clinique de la rue Montmartre, pour un nævus de la lèvre inférieure.

Antécédents personnels. — Le nævus existait à la naissance, mais le malade ignore s'il a augmenté de volume, depuis cette époque. Ordinairement indolore, la tumeur a, à plusieurs reprises, présenté des érosions très longues et assez douloureuses. Ce nævus est plus volumineux au printemps, par les temps humides et après les excès de boisson.

Il y a deux ans environ, la chute d'un morceau de bois sur

la lèvre inférieure détermina une hémorragie assez abondante et assez tenace. En juin 1897, une échelle tombe inopinément sur la figure du malade. La lèvre est atteinte : il s'ensuit une nouvelle hémorragie très longue et très rebelle, ayant même amené deux syncopes que l'on est en droit d'attribuer plutôt à l'émotion qu'à la perte de sang.

En août 1897, le malade va consulter M. le Pr Paul Berger, à la Pitié, qui l'engage à aller se faire traiter à la clinique de M. le Dr Apostoli.

Le nævus se présente sous la forme d'une tumeur violacée étendue à toute la lèvre inférieure et présentant des limites absolument symétriques. La lèvre forme un bourrelet saillant limité exactement en avant au bord cutanéo-muqueux, mais se prolongeant en arrière jusque dans le vestibule de la bouche, et s'étendant presque jusqu'aux commissures ; sa partie la plus large répond au milieu de l'organe. On dirait une véritable tumeur intra-labiale repoussant la lèvre en avant. La lèvre, en effet, est si étalée, si tendue qu'au-dessous d'elle la dépression répondant au sillon mento-labial est excessivement marquée. Son bord libre a une épaisseur très considérable ; au lieu de mesurer 10 à 12 millimètres, chiffre normal, elle atteint 4 centimètres et demi.

On engage le malade à venir à la clinique se faire traiter par l'électrolyse.

25 octobre 1897. — Le malade revient, décidé à se faire traiter. Le traitement est immédiatement entrepris.

Ire séance d'électro-puncture bipolaire. — Quatre aiguilles positives et deux négatives sont enfoncées dans la tumeur. Le courant d'une intensité de 30 milliampères passe pendant 5 minutes. Les douleurs sont supportables ; il n'est pas besoin de chloroforme.

26 octobre 1897. — Dans la journée qui a suivi l'opération, le malade n'a ressenti que quelques douleurs insignifiantes. La nuit a été bonne. Aujourd'hui, la lèvre est très notablement augmentée de volume et ses dimensions sont accrues d'un tiers en plus environ.

On constate la présence de trois escarres au point d'implantation de deux des aiguilles positives et d'une aiguille négative.

3o octobre 1897. — La lèvre a repris son volume habituel. Les escarres, constatées il y a quatre jours, sont cicatrisées, sauf l'une d'entre elles qui suppure légèrement : c'est l'escarre siégeant au niveau du point d'implantation d'une aiguille négative. Le traitement est poursuivi.

IIe séance de galvano-puncture. — 2 aiguilles sont enfoncées, une positive à gauche, une négative à droite, distantes l'une de l'autre de 3 centimètres et demi environ, et appliquées vers la partie moyenne de l'épaisseur de la lèvre, mais plus près cependant de son bord antérieur que de son bord postérieur.

Les aiguilles, en platine, bien isolées, sont enfoncées obliquement de 1 centimètre.

Intensité du courant : 25 milliampères.

Durée : 6 minutes.

Après la séance, on renverse le courant qui passe à 6 milliampères, puis tombe à 1 mA et s'y maintient quelle que soit la diminution de résistance du circuit extérieur (1).

2 novembre. — On ne constate ni suppuration, ni escarre au niveau des dernières aiguilles implantées, qui étaient bien isolées ; mais il existe toujours à la face interne de la lèvre un petit cratère suppurant, datant du 26 octobre et signalé lors de la précédente consultation du malade, ce petit cratère provenant de l'escarre négative non encore cicatrisée.

---

(1) M. Apostoli a observé qu'après le passage d'un courant à travers un muscle, si la durée de son application et son intensité sont suffisantes, on ne peut, quel que soit le voltage employé, faire passer un courant de sens contraire et d'une intensité égale entre les deux mêmes électrodes restées fixes. Toujours il y a diminution d'intensité. Ce phénomène, qui n'a pas encore reçu d'explication satisfaisante, ne s'observe que lorsque les électrodes ont une partie découverte peu considérable, ce qui est précisément le cas dans les galvano-punctures dirigées contre les nævi.

La lèvre a un peu diminué de volume, et cette diminution est surtout sensible au niveau de la commissure droite.

6 novembre. — Toutes ces piqûres sont actuellement cicatrisées, y compris la petite escarre de la face interne qui suppurait encore à la dernière visite.

Le volume de la lèvre a diminué de façon notable ; dans son épaisseur on sent deux petits nodules indurés.

12 novembre. — Le volume de la lèvre est moindre, surtout vers la commissure droite ; de plus la lèvre est décolorée sur une grande étendue.

La réduction est de plus de la moitié. Sur la lèvre décolorée, il y a, au niveau des piqûres, des dépressions appréciables, avec des tractus blanchâtres, qui sont les témoins de l'involution consécutive.

IIIe séance de galvano-puncture. — On se sert d'aiguilles en or, bien isolées, dénudées seulement sur 1 millimètre de leur extrémité. 6 de ces aiguilles, 3 positives et 3 négatives sont enfoncées obliquement, de 1 centimètre environ, les positives vers le bord interne, les négatives vers le bord antérieur de la lèvre.

Intensité : 25 mA.

Durée : 5'.

Inversion du courant sans résultat comme d'habitude.

20 novembre. — Pendant les deux ou trois jours qui ont suivi la précédente séance, d'il y a 8 jours, la lèvre a augmenté de volume de façon très notable. A l'heure actuelle, la lèvre a diminué, par suite de rétraction progressive.

Dans son épaisseur, on perçoit trois petits nodules, trace des trois aiguilles du pôle positif.

26 novembre. — Légère diminution du volume de la lèvre. Les trois petits nodules sont encore perceptibles.

IVe séance de galvano-puncture. — 5 aiguilles sont enfoncées en ligne, vers la partie moyenne de l'épaisseur de la lèvre, mais plus près de son bord antérieur : 2 aiguilles positives à gauche et 3 aiguilles négatives à droite.

Intensité : 25 mA.

Durée : 6′3o″.

Renversement du courant qui passe à 4 mA pendant 3o″, quel que soit le voltage employé.

4 décembre. — Après une tuméfaction consécutive à la dernière séance, il s'est fait une régression notable, aujourd'hui très apparente.

Dans l'épaisseur de la lèvre, apparaît une petite tache bleuâtre, indice d'un léger degré de sphacèle dû à la pointe de l'une des aiguilles.

13 décembre. — Depuis la dernière visite, la lèvre a continuellement diminué de volume.

La tache bleuâtre, déjà signalée, est encore visible, vers la partie moyenne de l'épaisseur de la lèvre.

V^e séance de galvano-puncture. — On enfonce 4 aiguilles négatives à droite et 4 aiguilles positives à gauche.

Intensité : 25 mA.

Durée : 5′.

Renversement du courant durant 3o″; l'intensité du courant inversé est de 4 mA à 6 mA quel que soit le voltage dont on dispose (1).

18 décembre. — La lèvre du malade, revu quelques jours après la cinquième séance électrolytique, présente un peu d'œdème post-opératoire. On note la présence de deux petites escarres noirâtres au niveau du point d'implantation de deux des aiguilles négatives.

14 janvier 1898. — Les escarres sont totalement cicatrisées.

La lèvre a très sensiblement diminué de volume.

2 février 1898. — Le malade est enchanté du traitement suivi. Sa lèvre est moins lourde, moins tendue qu'avant l'intervention électrique ; malgré le temps froid et humide, elle reste indolore.

---

(1) Cette intensité du courant inversé doit tenir au nombre des aiguilles car lorsqu'on ne se sert que d'une aiguille à chaque pôle, on a une intensité variant entre 0° et 1°.

Son volume est bien moindre. Dans son épaisseur, on sent des nodosités plus ou moins grosses, du volume d'une tête d'épingle à celui d'un pois chiche : ces nodules présentent une dureté caractéristique.

VI⁰ séance de galvano-puncture. — On enfonce 4 aiguilles positives sur le bord antérieur de la lèvre et 2 aiguillles négatives sur le bord postérieur.

Intensité : 25 mA.

Durée : 5′.

Renversement du courant pendant 3o″ à la fin de la séance (8 mA-3 mA).

Cette observation reste forcément incomplète, puisque le sujet est encore en traitement. Déjà six séances de galvano-puncture ont été faites et les résultats obtenus paraissent excellents. Nous avons revu le malade depuis la sixième séance et pris la mesure exacte des dimensions de l'épaisseur de sa lèvre. Au lieu de 4 centimètres et demi, l'épaisseur de la lèvre, à sa partie médiane, ne mesure que 2ᶜᵐ,2. Évidemment ce n'est pas encore une lèvre normale, mais la diminution de volume déjà obtenue fait bien augurer d'un résultat définitif. Le malade devra se soumettre encore à deux ou trois séances de galvano-puncture.

Dans cette observation, il est à signaler plusieurs points intéressants. Le malade n'a pas eu besoin d'être endormi, ni localement anesthésié ; il a parfaitement supporté les piqûres qui, d'après lui, n'étaient pas excessivement douloureuses. — Les escarres produites par les aiguilles doivent être rapportées à leur isolement défectueux ; d'ailleurs toutes les séances n'ont pas été suivies d'escarres. — En somme, les bienfaits de l'électrolyse bipolaire paraissent indéniables, dans cette observation.

L'observation qui va suivre est celle d'un angiome à marche rapide du cuir chevelu chez une enfant de deux mois, traitée par M. Bergonié, et guérie au moyen de l'électrolyse d'abord mono puis bipolaire. Cette observation est si intéressante et si instructive que nous nous permettons de la donner en entier. Elle montre l'efficacité de l'électrolyse dans l'angiome, efficacité que M. le Pr Bergonié (1) avait déjà constatée dans un cas de volumineux angiome de la lèvre chez un vieillard.

OBSERVATION III (2)

(Due à M. le Pr Bergonié.)

Le 12 juin 1889 se présente à la clinique, envoyée par M. Cayla (de Bergerac), une dame dont la petite fille, âgée de deux mois, est atteinte d'angiome siégeant sous le cuir chevelu, au niveau de la suture sagittale, immédiatement au-dessus de la fontanelle antérieure non oblitérée.

Au moment de la naissance, l'enfant portait à cette même place une tumeur grosse comme un pois, rouge, facilement réductible sous le doigt et si peu grave en apparence que, même l'attention du médecin appelée sur elle, il ne fut prescrit aucun traitement. La petite fille était une très belle enfant, très bien portante, et la mère, qui est sa nourrice, dit qu'elle n'a eu, depuis sa naissance, aucun dérangement.

Un mois après, on s'aperçut que cette petite tumeur avait

---

(1) BERGONIÉ. Volumineux angiome de la lèvre. Traitement par l'électrolyse mono et bipolaire. Guérison persistant 20 mois après la cessation du traitement. In *Archives d'électr. méd.*, janvier 1893.

(2) Recueillie dans la clinique électrothérapique de l'hôpital Saint-André de Bordeaux et publiée dans les *Archives d'électr. méd.*, février 1893.

beaucoup augmenté de volume ; elle avait la grosseur d'une noisette, et s'était recouverte d'un nævus entouré d'un développement veineux considérable, se prolongeant sur les parois crâniennes. A partir de ce moment, le progrès de la tumeur devint très rapide, si bien qu'au moment où nous l'examinons, deux mois après la naissance de l'enfant, le volume de la tumeur est celui d'un œuf coupé en deux suivant son grand axe, c'est-à-dire ayant en longueur 7 centimètres sur 4 et demi de largeur. La saillie maxima de la tumeur est à peu près de 2 centimètres. Elle est irrégulièrement recouverte d'un nævus. Certaines parties du cuir chevelu sont absolument saines. La tumeur est facilement et complètement réductible sous l'influence d'une pression modérée, exercée sur toute sa surface au moyen des doigts.

Malgré l'examen le plus attentif, il n'a pas été possible de percevoir des battements à son niveau ; cependant sur le trajet de l'artère occipitale on sent des battements qui paraissent exagérés ; l'artère elle-même est augmentée de volume. Le développement veineux sur les parois crâniennes, tout autour de la tumeur, est très considérable et forme comme de légères varices. Après avoir pris l'avis de chirurgiens compétents, on se décide, tout autre moyen paraissant devoir être insuffisant, à commencer le traitement de cette tumeur par l'électrolyse.

Le 14 juin 1889 : première séance d'électrolyse. — Deux aiguilles de platine sont introduites dans la tumeur, dans le sens longitudinal. Ces deux aiguilles ont un diamètre de $0^{mm},8$ et sont isolées de telle manière que la partie moyenne de l'aiguille est seule conductrice ; la pointe, à sa sortie de la tumeur, et le talon, à son entrée, sont parfaitement isolés. La partie de l'aiguille conductrice située au milieu de la tumeur est longue de 5 centimètres ; elle est isolée des parois du crâne, à l'entrée et à la sortie, par une lamelle de caoutchouc ; cet isolement est nécessaire, car les aiguilles ont été introduites sur la base d'implantation de la tumeur.

Les deux aiguilles sont mises en communication avec le pôle positif, et le pôle négatif est mis en communication avec une électrode concentrique formée de la façon suivante : c'est une couche épaisse de gaze phéniquée, percée à son centre pour laisser la tumeur libre, et contenant, au milieu de ses doubles, une feuille d'étain de $0^{mm},8$ d'épaisseur, au contact de laquelle est placé un rhéophore terminé par une surface polie et nickelée. Tout cet appareil, très souple, s'applique très bien sur la tête de l'enfant.

L'intensité du courant est peu à peu élevée jusqu'à 28mA ; cette intensité est atteinte vers la huitième minute et avec 11 éléments. La durée totale de l'opération est de 10 minutes.

Le courant est graduellement augmenté et diminué ; l'enfant, après avoir pleuré pendant l'introduction des aiguilles, se tient très tranquille. Quand on retire les aiguilles, il ne sort pas une seule goutte de sang. A l'entrée de l'une des aiguilles, il s'est produit une petite escarre de 2 millimètres de diamètre, d'aspect grisâtre. L'enfant est très bien, prend le sein après l'électrolysation et s'endort.

17 juin 1889 : deuxième séance. — A l'examen de la tumeur, avant la séance, on trouve deux bandes de tissu dur s'étendant de l'entrée à la sortie des deux aiguilles ; le reste de la tumeur a conservé la même consistance. L'enfant n'a pas perdu une goutte de sang. Son état général est excellent.

Une aiguille de $0^{mm},8$ est enfoncée à 1 centimètre en arrière des deux ouvertures précédemment faites ; elle ressort de l'autre côté de la tumeur. Les points d'entrée et de sortie sont isolés ; la partie moyenne, complètement plongée dans la tumeur, a une longueur de 4 centimètres. L'électrode négative est constituée comme précédemment. Le pôle positif est fixé sur l'aiguille, et l'intensité du courant, sur cette seule aiguille, est amenée d'une manière progressive, à 28mA, correspondant à 13 éléments. On commence à diminuer l'intensité du courant vers la douzième minute et l'opération est terminée vers la treizième. A ce moment, une deuxième aiguille de $0^{mm},4$ est enfoncée à 1 centimètre de distance de la première et parallèlement à elle ; mais elle se tord pendant son introduction, et ne peut ressortir de l'autre côté de

la tumeur; elle est à peine introduite de 3 centimètres. On fait
cependant passer un courant de 15mA pendant 5 minutes. Lorsqu'on retire la grosse aiguille, sur laquelle le courant a été porté
jusqu'à l'intensité de 28mA, on remarque qu'il n'y a aucune effusion de sang; l'orifice d'entrée et de sortie de cette aiguille est
entouré d'une escarre insignifiante; à la sortie de l'aiguille fine,
positive également, au contraire, sur laquelle le courant a été
amené à l'intensité de 15mA seulement, une légère effusion de
sang se produit; il sort lentement et goutte à goutte; on applique
des tampons d'ouate phéniquée et l'hémorragie est arrêtée. L'état
de l'enfant est toujours très bon.

19 juin: troisième séance. — L'hémorragie qui avait eu
lieu à la fin de la dernière séance ne s'est pas continuée, et la
quantité de sang qui imprègne laouate est insignifiante.

La tumeur a durci sur tout le trajet des deux aiguilles. Son
volume paraît très légèrement augmenté.

Deux aiguilles de $0^{mm},8$ sont introduites dans la tumeur, la
traversant complètement. Elles sont placées toujours suivant son
grand axe, et très voisines de cet axe, contrairement aux aiguilles
précédentes qui étaient près de la périphérie. Les deux aiguilles
sont accouplées en quantité et réunies au pôle positif; le pôle
négatif est constitué toujours de la même façon. L'intensité, peu
à peu élevée, atteint 46mA, la durée est de 15 minutes. Quand
on retire les aiguilles, une goutte de sang paraît lentement aux
orifices d'entrée et de sortie.

21 juin: quatrième séance. — En enlevant le pansement phé-
niqué qui avait été fait la dernière fois, on remarque qu'il n'y a
pas eu d'hémorragie; la tumeur a considérablement durci; il
serait impossible de la réduire. Deux aiguilles sont de nouveau
introduites au niveau des points qui paraissent encore présenter
une certaine mollesse. Le pôle négatif est formé toujours de la
même façon. Le courant atteint une intensité de 48mA. La durée
de l'électrolyse est de 15 minutes. On observe encore quelques
gouttes de sang à la sortie de l'une des deux aiguilles seulement.

26 juin: cinquième séance. — La petite malade est toujours

très bien portante. On a fait, depuis le 22 juin, des lavages tièdes à l'eau phéniquée faible. Il s'est formé, au centre de la tumeur, occupé par le nævus superficiel dont nous avons parlé, deux escrares noirâtres qui ont creusé la tumeur à sa partie la plus saillante. Les deux aiguilles ordinaires sont introduites dans la tumeur suivant le grand axe. Le pôle négatif est comme dans les autres séances. L'intensité maxima atteint 42 mA. La durée est de 16 minutes.

1er juillet : sixième séance. — Pendant cinq jours d'intervalle, la tumeur a beaucoup diminué. Dans toutes ses parties profondes, elle est absolument durcie. L'état général de l'enfant continue à être excellent.

Deux aiguilles sont introduites en croix dans la tumeur, pôle positif.

L'intensité est amenée à 46 mA ; la durée est de 12 minutes.

3 juillet : septième séance. — L'état général continue à être excellent ; et, comme le temps presse, on supprime le pôle négatif précédemment employé et on le fait communiquer avec l'une des aiguilles, tandis que le pôle positif communique avec l'autre (1re séance bipolaire).

L'intensité atteint 62 mA. On remarque un dégagement de gaz. Durée : 10 minutes. Tout se passe bien.

Le 5 juillet, il y a une légère poussée inflammatoire dans la tumeur. Aucun accident, d'ailleurs. Des lavages phéniqués sont prescrits.

Le 8 juillet : huitième séance. — La tumeur est très nettement en dépression. Electrolyse bipolaire. Deux aiguilles en croix.

Intensité maxima : 50 mA. Durée : 15 minutes.

Quelques gouttes de sang, lorsqu'on enlève les deux aiguilles.

Le 10 juillet : neuvième séance. — État général très bon. Électrolyse bipolaire. Intensité : 90 mA. Durée : 8 minutes.

On remarque le dégagement d'une grande quantité de gaz au point d'entrée et de sortie des aiguilles, surtout au niveau de l'aiguille négative. L'enfant n'a pas l'air de souffrir plus que d'habitude. La tumeur étant presque complètement durcie, la petite malade est renvoyée chez elle, pour que le travail d'élimination puisse se faire.

La malade revient le 2 octobre 1889, deux mois environ après la première séance.

La tumeur a considérablement diminué; sa longueur, suivant son grand axe, est de 4 centimètres; suivant le petit axe, de 3. Au centre existe encore une escarre noirâtre qui ne s'est pas éliminée, mais qu'on sent occuper une grande place vide creusée dans la tumeur.

Ce jour-là, dixième séance. — L'électrolyse est bipolaire au niveau des parties restantes de la tumeur.

Intensité: 60 mA. Durée: 6 minutes.

Le 4 octobre: onzième séance. — Électrolyse bipolaire.

Intensité: 65 mA. Durée: 11 minutes.

Le 7 octobre: douzième séance. — Électrolyse.

Intensité: 62 mA. Durée: 5 minutes.

La malade est renvoyée chez elle, avec prescription de lavages phéniqués.

La petite malade nous est ramenée au commencement de janvier 1890. Le travail d'élimination des escarres est presque complètement terminé. La tache vasculaire n'existe absolument plus, et le relief de la tumeur ne dépasse pas l'épaisseur de la petite croûte qui existe encore en un point. L'état général de l'enfant est excellent. La guérison peut être considérée comme complète.

3 mars 1891. — La petite malade nous est ramenée par la mère à l'occasion d'un voyage à Bordeaux. On constate qu'il n'existe plus aucune trace de l'angiome. Le cuir chevelu est souple: aucune cicatrice vicieuse n'apparaît. Un très fin duvet commence à pousser au niveau du point qu'occupait jadis l'angiome.

RÉSUMÉ :

1re électrolyse. Dipuncture monopolaire. .   28 mA   10'
   Pas d'hémorragie.

2ᵉ électrolyse. 2 mono-punctures monopolaires.. . . . . 28 et 15mA 12′ et 5′
Légère hémorragie.

3ᵉ électrolyse. Dipuncture monopolaire..   46mA   15′
Très légère hémorragie.

4ᵉ électrolyse. Dipuncture monopolaire. .   48mA   15′
Légère hémorragie.

5ᵉ électrolyse. Dipuncture monopolaire. .   42mA   16′
Pas d'hémorragie.

6ᵉ électrolyse. Dipuncture monopolaire..   46mA   12′
Pas d'hémorragie.

7ᵉ électrolyse. Dipuncture bipolaire. . .   62mA   10′
Pas d'hémorragie.

8ᵉ électrolyse. Dipuncture bipolaire. . .   5omA   15′
Légère hémorragie aux deux aiguilles.

9ᵉ électrolyse. Dipuncture bipolaire. . .   90mA   8′
Pas d'hémorragie.
Deux mois d'arrêt.

10ᵉ électrolyse. Dipuncture bipolaire.. .   6omA   6′
Pas d'hémorragie.

11ᵉ électrolyse. Dipuncture bipolaire.. .   65mA   11
Pas d'hémorragie.

12ᵉ électrolyse. Dipuncture bipolaire.. .   62mA   5′
Pas d'hémorragie.

Le cas qui précède a inspiré à M. le Pʳ Bergonié les réflexions suivantes :

Cet angiome, grave par son développement très rapide et par sa situation, a été guéri en 12 séances, dont 6 monopolaires et 6 bipolaires réparties sur une durée de cinq mois. L'intensité moyenne des électrolyses bipolaires a été beaucoup plus élevée que l'intensité moyenne des électrolyses monopolaires ; ces électrolyses bipolaires ont été également beaucoup plus efficaces que les électrolyses monopolaires et dans un rapport plus grand que celui des intensités. La technique employée pour les électrolyses monopolaires était destinée à concentrer autant que possible les lignes de flux du courant sur la tumeur à détruire, l'électrode indifférente concentrique ayant pour but d'empêcher ces lignes de flux d'avoir une densité notable au niveau du cerveau. Malgré toutes ces précautions prises, il n'est pas possible d'affirmer que la concentration de ces lignes ait été aussi complète qu'on l'aurait voulu ; cependant jamais à aucun moment ni la mère de l'enfant, femme fort intelligente, ni nous-même, n'avons observé le moindre symptôme cérébral.

La méthode monopolaire positive a été employée dans ce cas afin d'éviter une hémorragie possible au niveau de l'aiguille négative, hémorragie qui se produit le plus souvent dans les angiomes très vasculaires, dans les premières séances. On voit, par l'observation, que le résultat cherché a été obtenu. Malgré cela, aujourd'hui, nous n'hésitons plus à nous servir de la méthode bipolaire, avec des intensités plus élevées encore, bien que l'on ait habituellement une hémorragie, facilement arrêtée d'ailleurs, lorsqu'on retire l'aiguille négative. L'effet obtenu est beaucoup plus marqué, la diffusion du courant n'est plus à craindre et la guérison est obtenue beaucoup plus rapidement.

VIII

CONCLUSIONS

Nous avons essayé de montrer les avantages de la galvano-puncture bipolaire dans tous les cas où l'on cherche à obtenir par la voie électrolytique, la guérison des angiomes et des nævi materni, pour lesquels on avait appliqué jusqu'ici, d'une manière classique, la méthode monopolaire positive.

Ces avantages peuvent se résumer en quelques points :

1° Limitation exacte de l'action électrolytique à l'espace interpolaire par le fait de la concentration dans cet espace des lignes de flux du courant ;

2° Suppression des accidents et des phénomènes douloureux causés par les courants dérivés lorsqu'ils traversent un tronc ou un centre nerveux pour atteindre l'électrode indifférente ;

3° Guérison plus rapide, diminution du nombre des séances opératoires, l'utilisation des deux pôles et l'emploi de fortes intensités favorisant la prompte destruction des tissus.

9 782019 236731